I0039121

Copyright du Texte Français © 2017 **Carmen Martinez Jover**
www.carmenmartinezjover.com
Copyright des illustrations © 2005 **Rosemary Martinez**
www.rosemarymartinez.com

ISBN 978-607-29-0622-8
A Tiny Ttsy Bitsy Gift of Life
1ère edition anglaise novembre 2005

A Tiny Ttsy Bitsy Gift of Life, for Boys
1ère edition anglaise novembre 2011

Un Regalo de Vida Chiquititito
1ère edition espagnole mars 2006

Un tout petit petit CADEAU de VIE, pour garçon
1ère edition français juillet 2017

Récit : Carmen Martinez Jover
Conception et illustrations : Rosemary Martinez
Disposition : Victor Alfonso Nieto

Remerciements spéciaux à Lone Hummelshoj, www.endometriosis.org e
Sandra de la Garza, www.ami-ac.com

Touts droits réservés. Ce livre ne peut être reproduit, ni en partie ni dans sa totalité,
ni le texte ni les illustrations, sous aucune forme, sans la permission écrites des auteures.

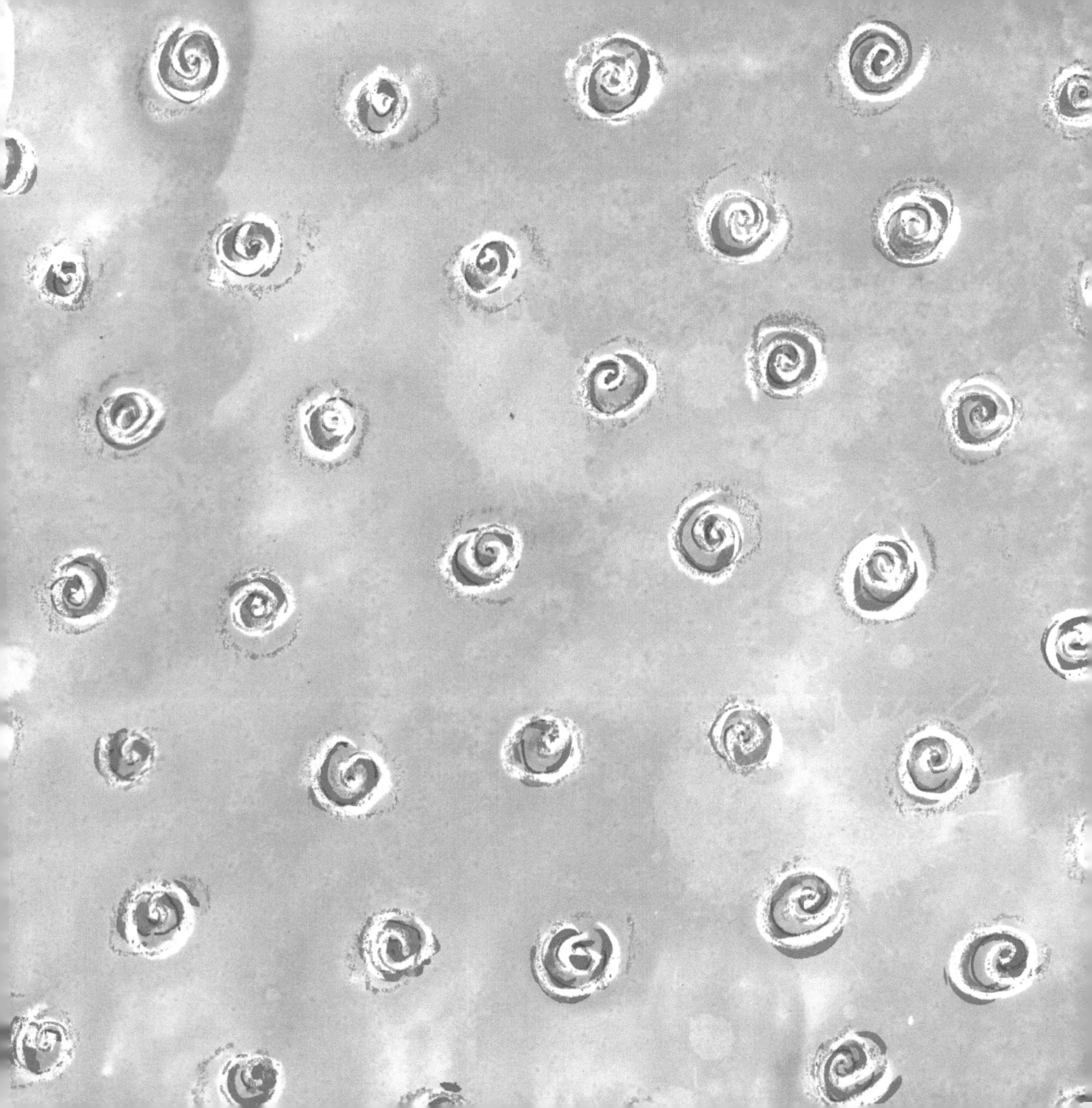

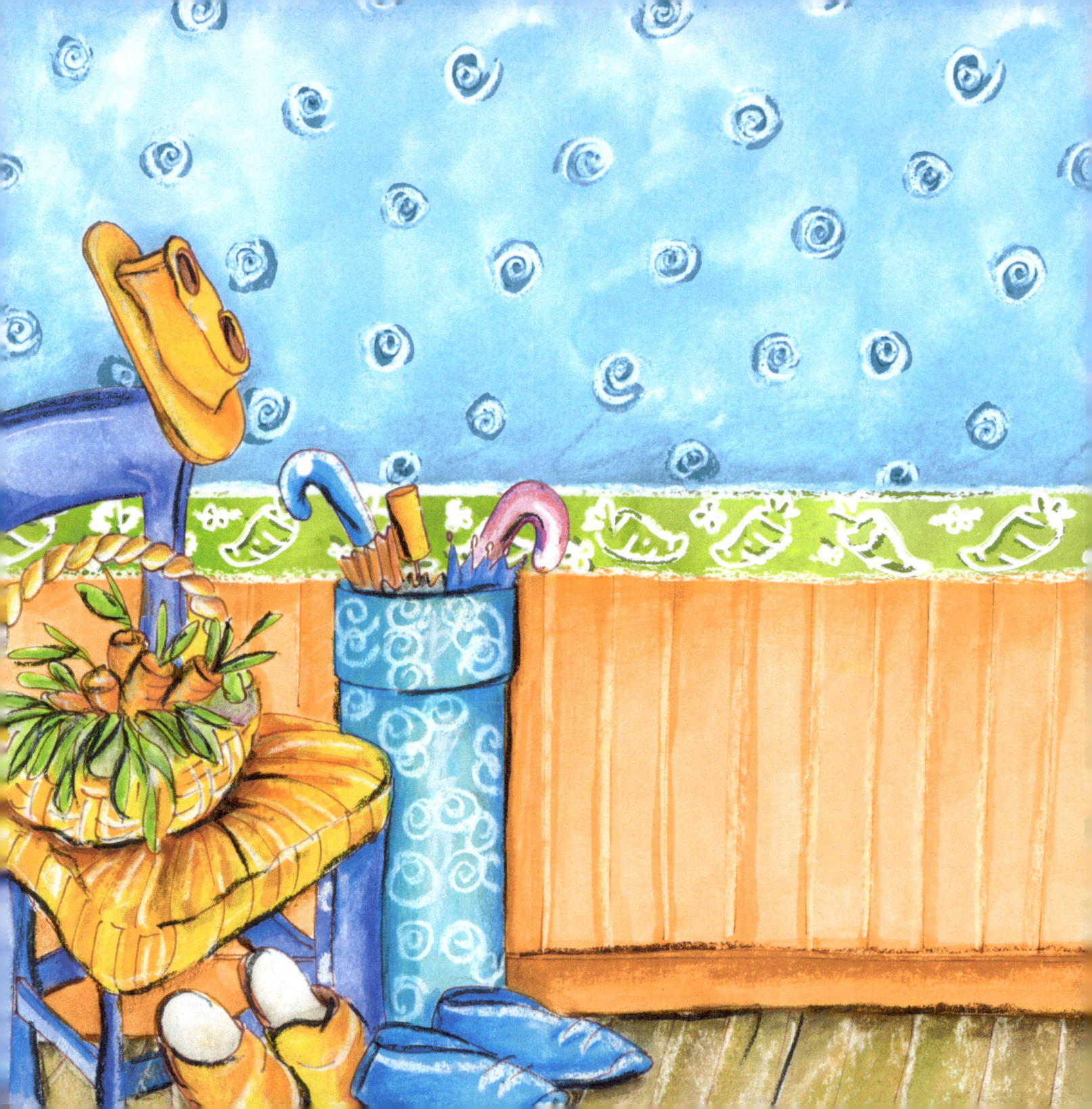

Un tout petit petit CADEAU DE VIE

De:
Carmen Martínez Jover

Illustré par:
Rosemary Martínez

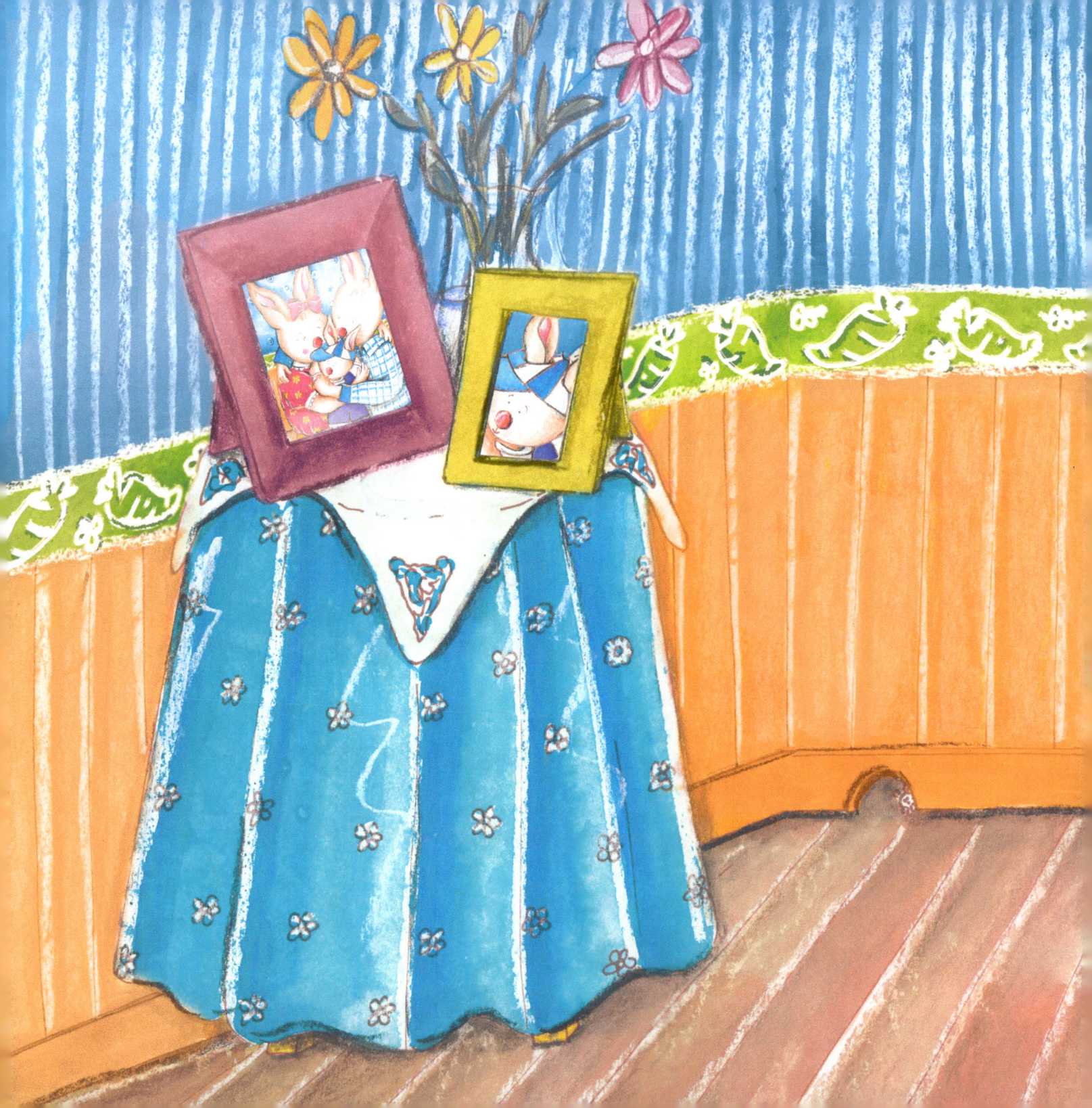

Je dédie ce livre à ma fille Nicole, pour
m'avoir montré comment partager si
aisément ce dont j'avais si peur, et pour
m'apprendre à écouter mon cœur.

Carmen

Je dédie ce livre à mes parents pour
m'avoir enseigné qu'avec de l'amour
tout est possible, et à Joaquin,
l'amour de ma vie, pour m'avoir
démontré que cela est vrai.

Rosemary

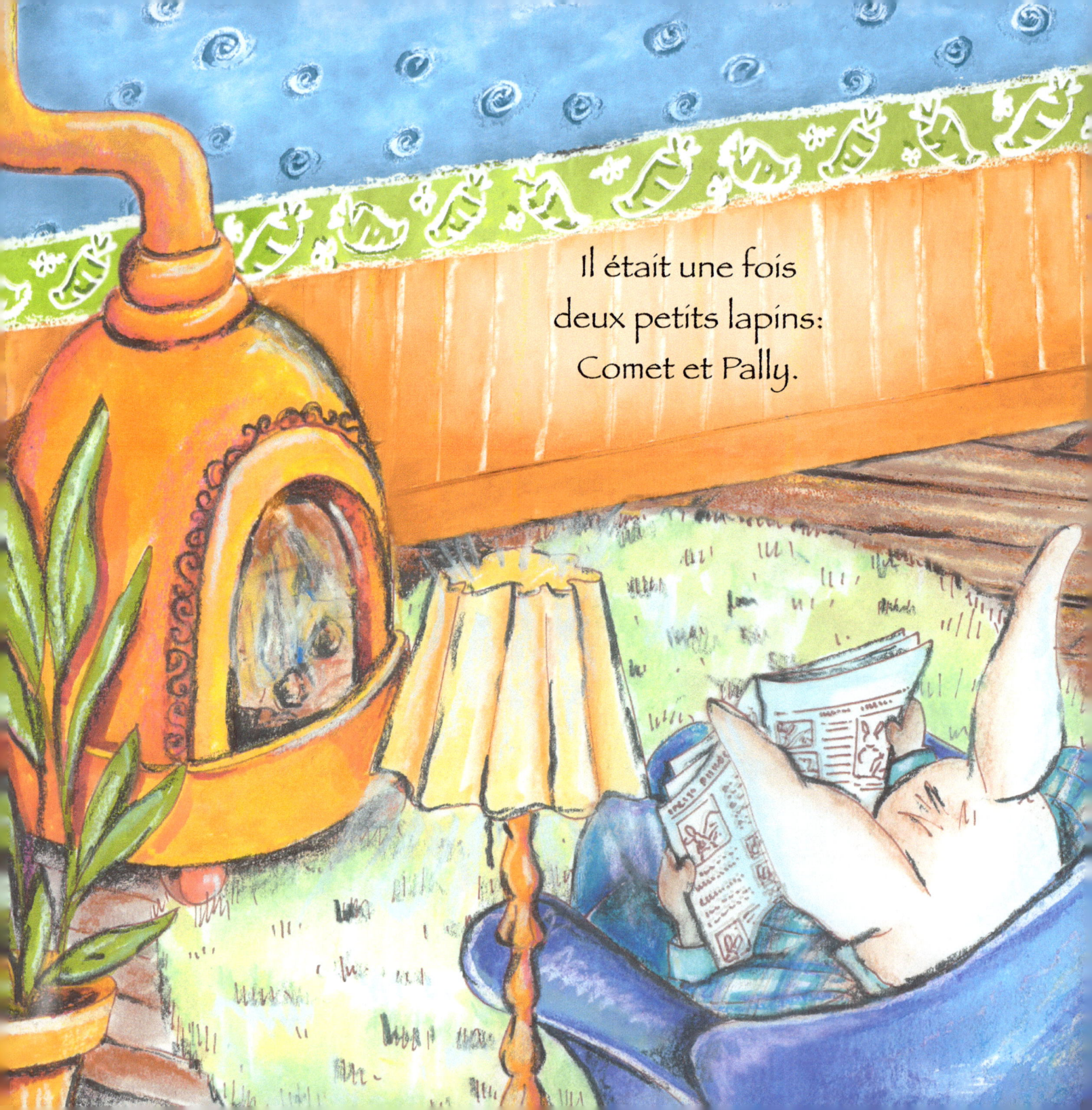

Il était une fois
deux petits lapins:
Comet et Pally.

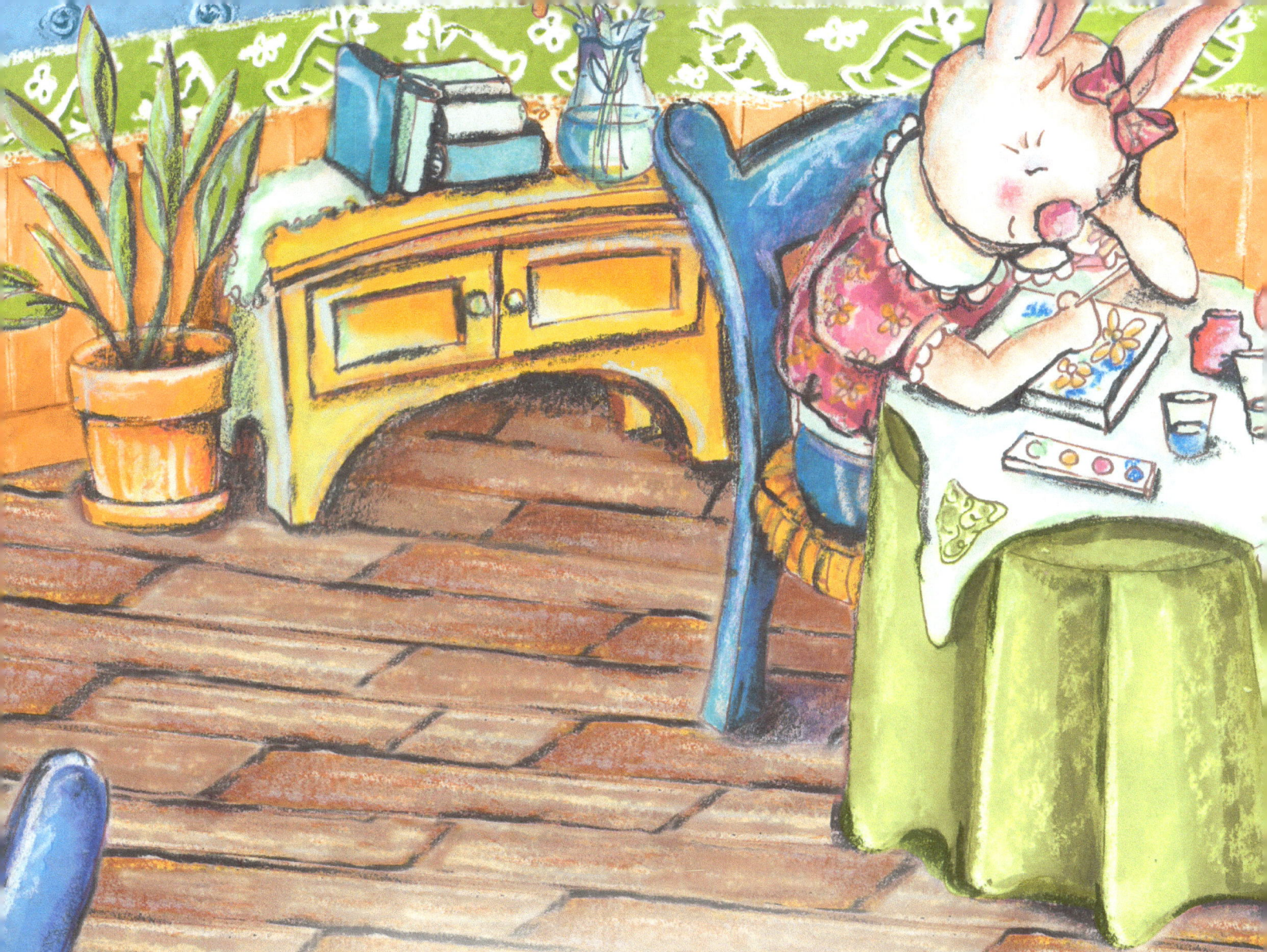

Ils vivaient très heureux dans
leur belle petite maison.

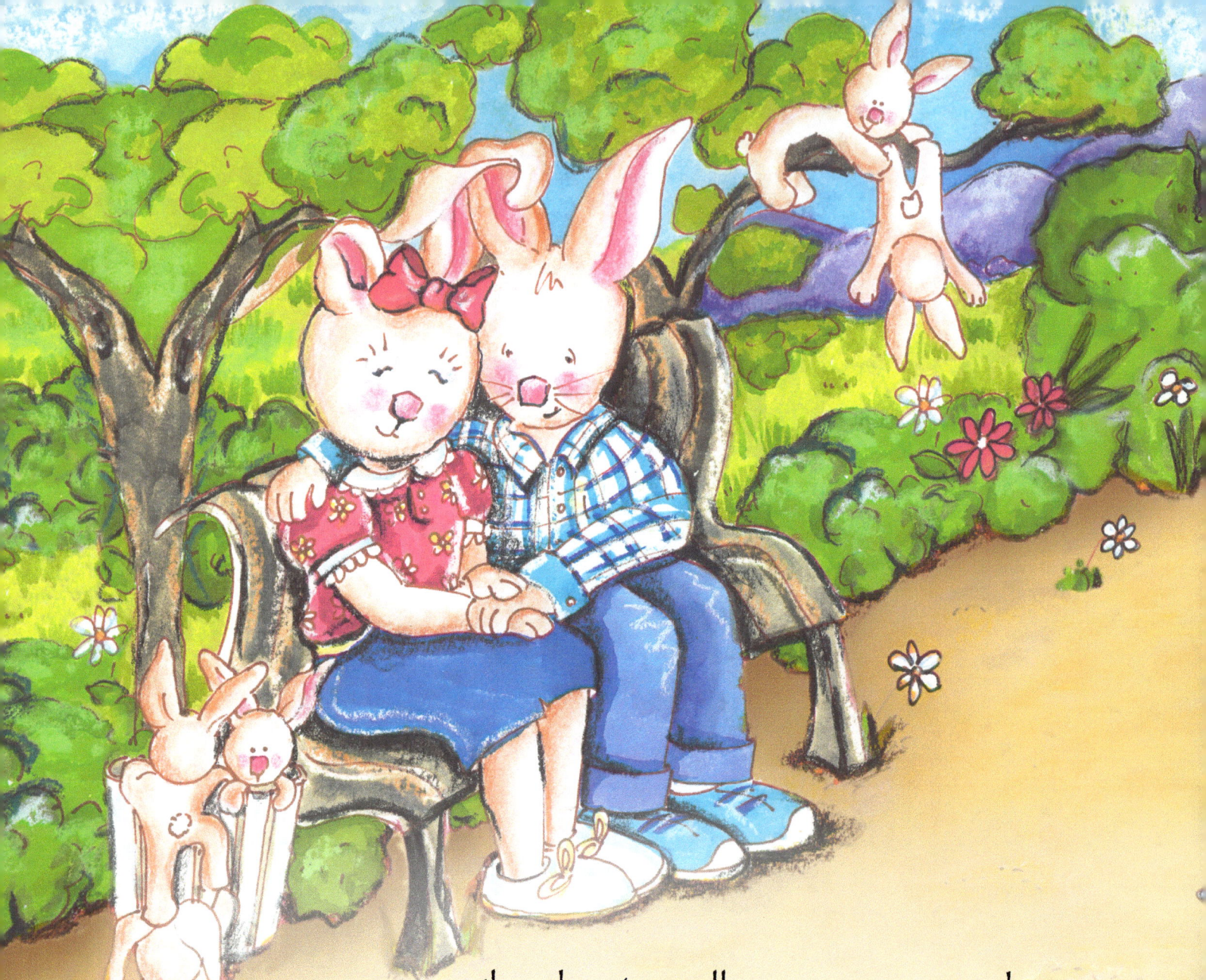

Ils adoraient aller au parc regarder
tous les petits lapins qui jouaient.
Mais ils n'avaient pas d'enfant.

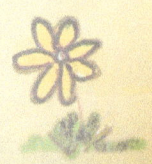

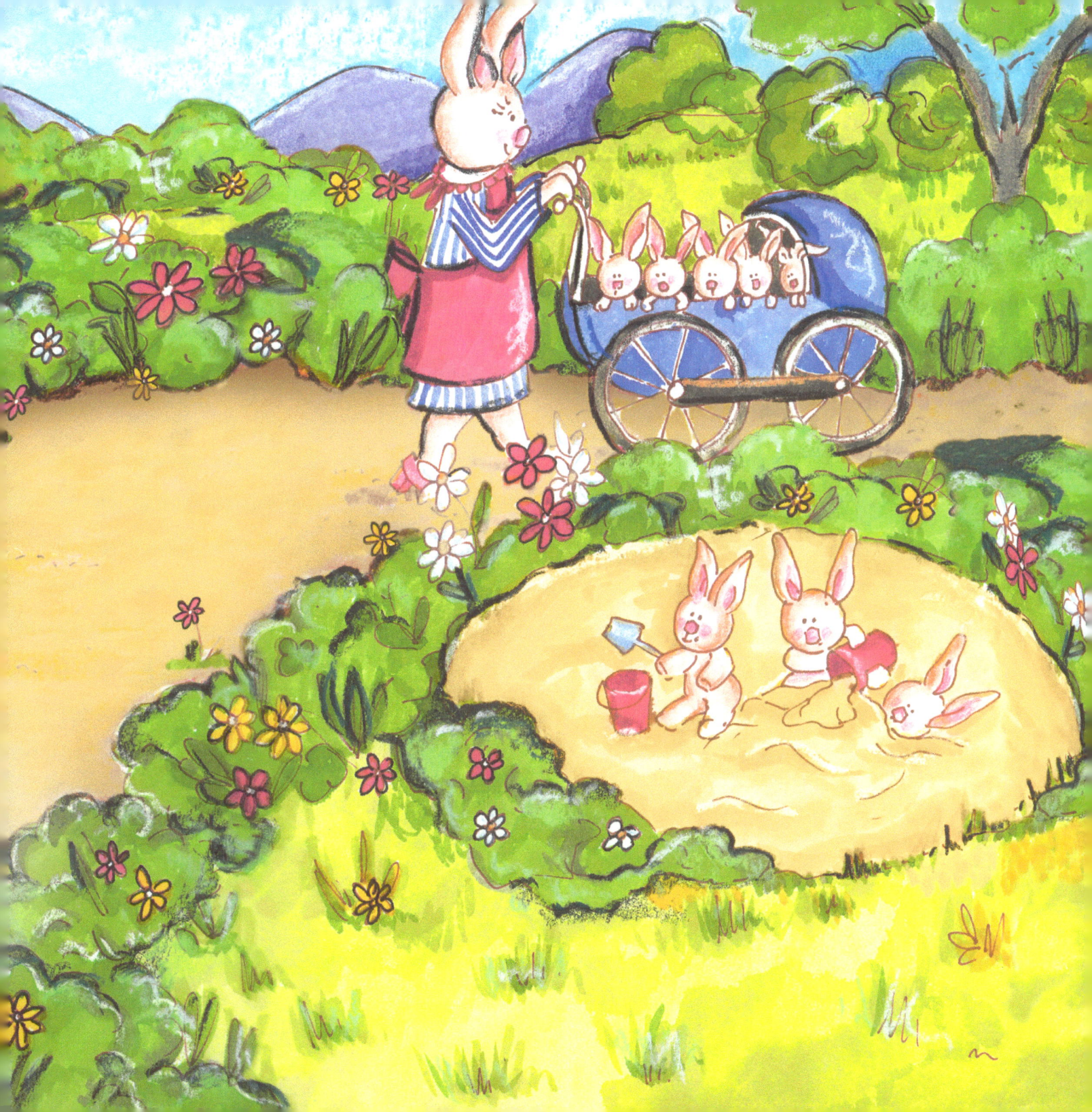

"Je voudrais tellement avoir un bébé lapin à nous ! J'aimerais tant que nous devenions papa et maman de notre petit lapin !" dit Pally impatiemment.

"Moi aussi" répondit Comet.

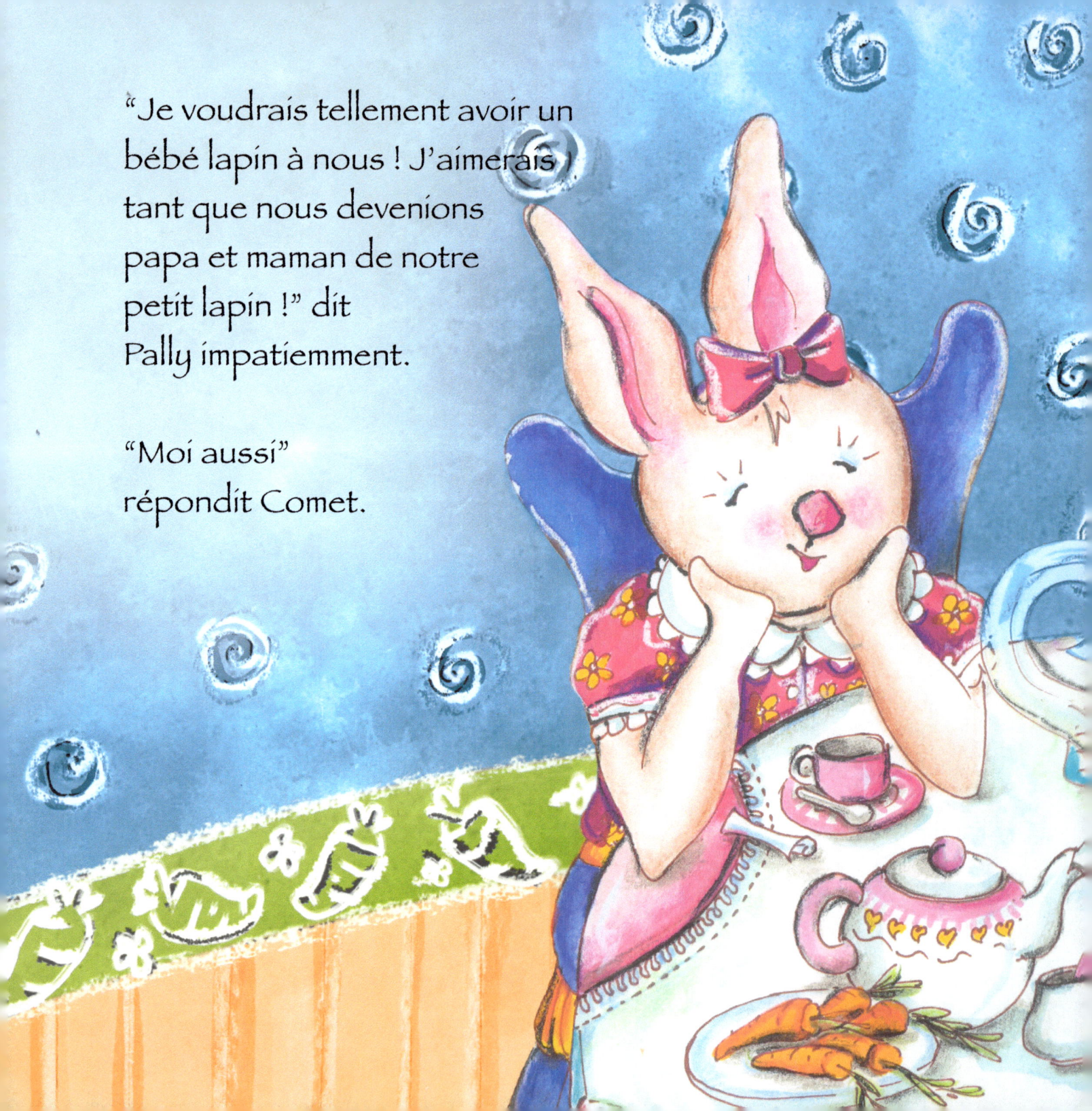

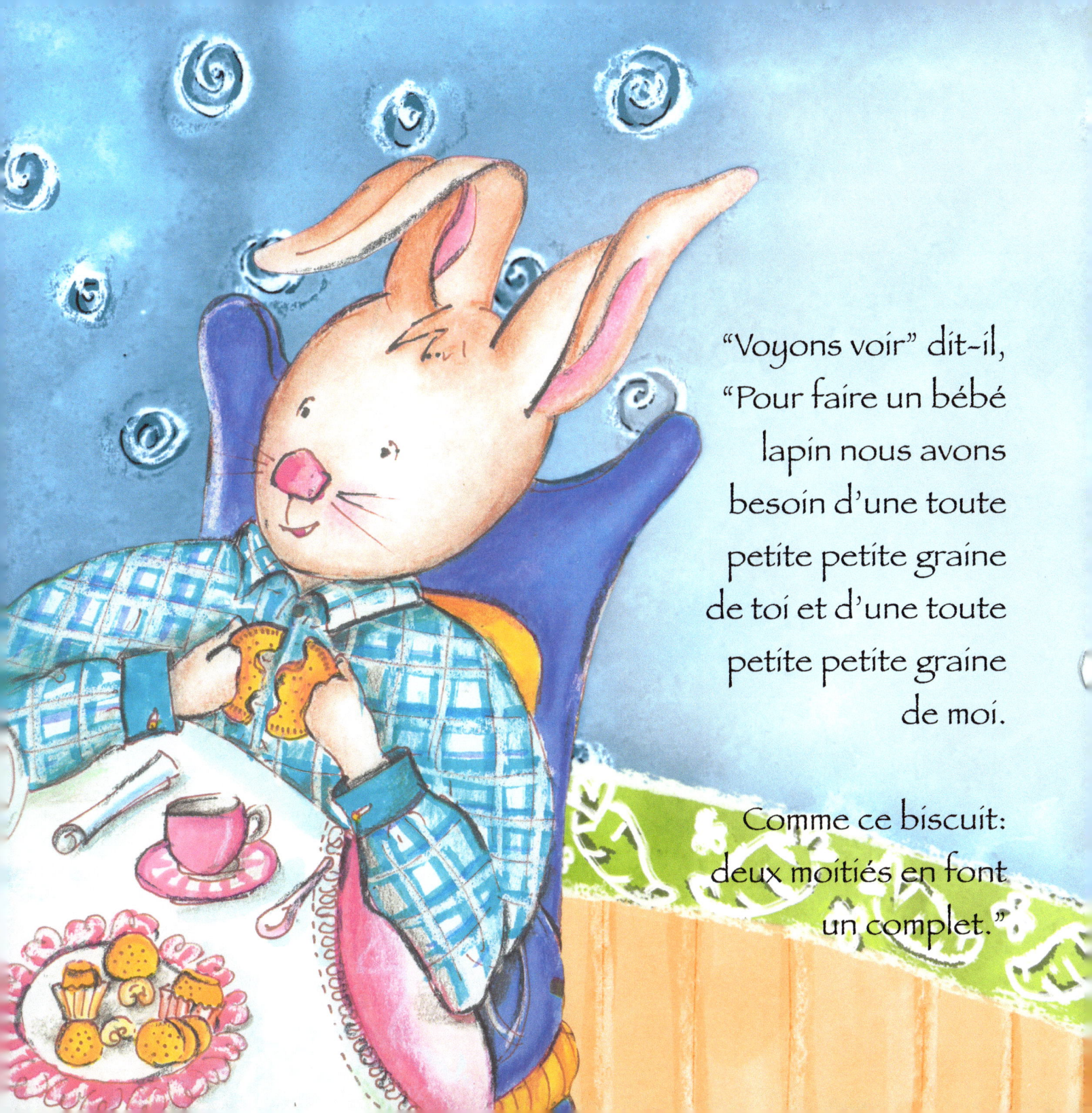

"Voyons voir" dit-il, "Pour faire un bébé lapin nous avons besoin d'une toute petite petite graine de toi et d'une toute petite petite graine de moi.

Comme ce biscuit: deux moitiés en font un complet."

Mais, le printemps passa…

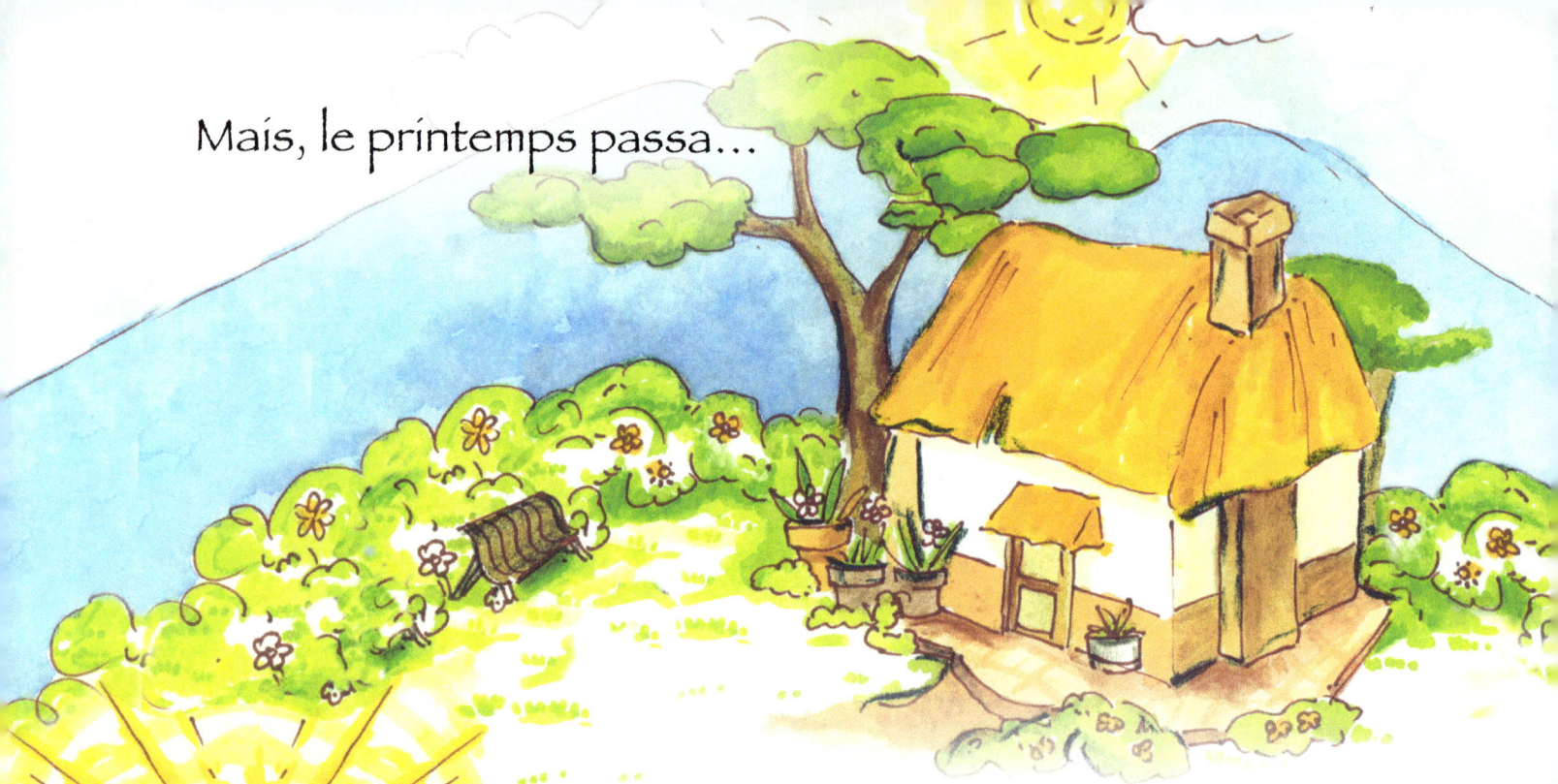

L'été passa…

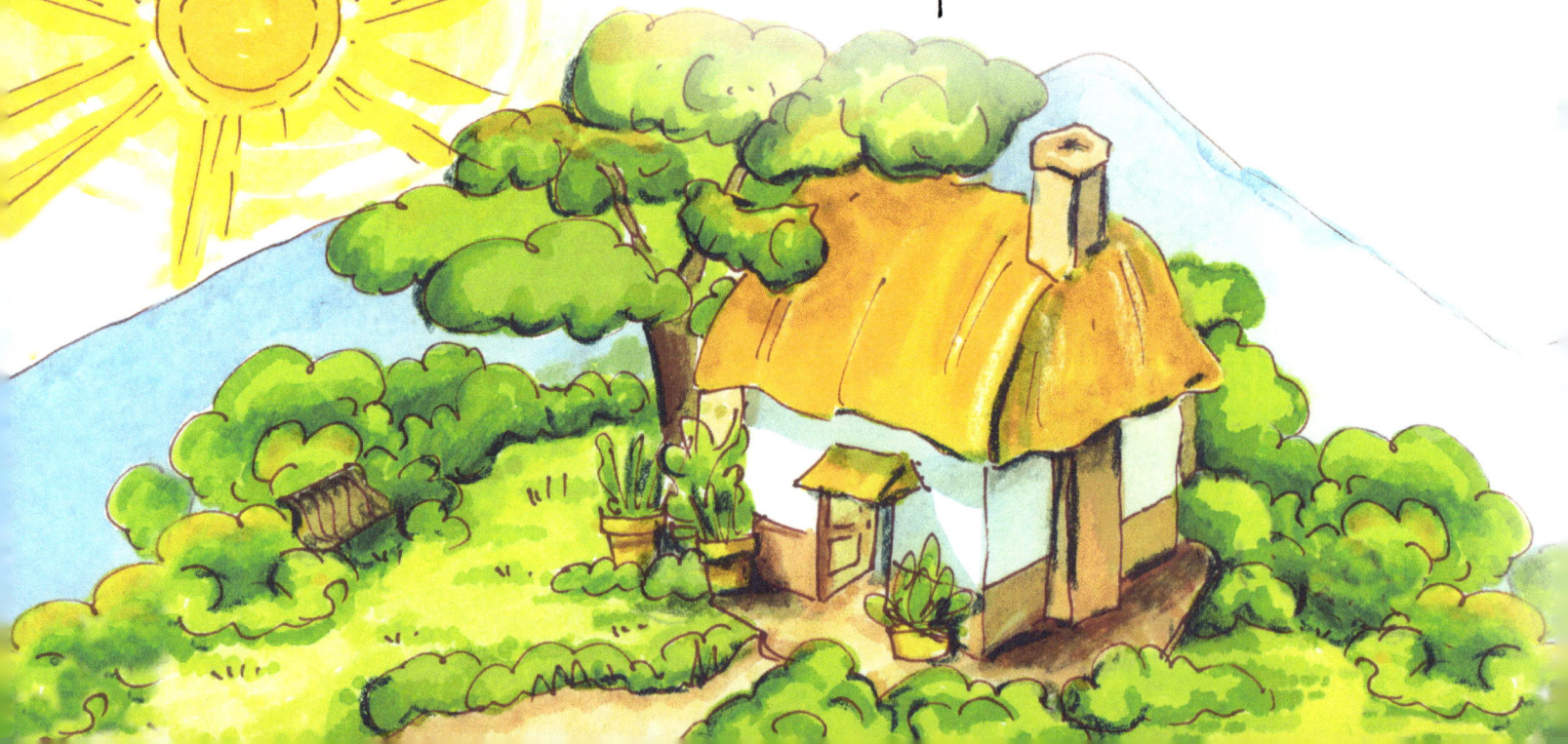

L'automne passa…

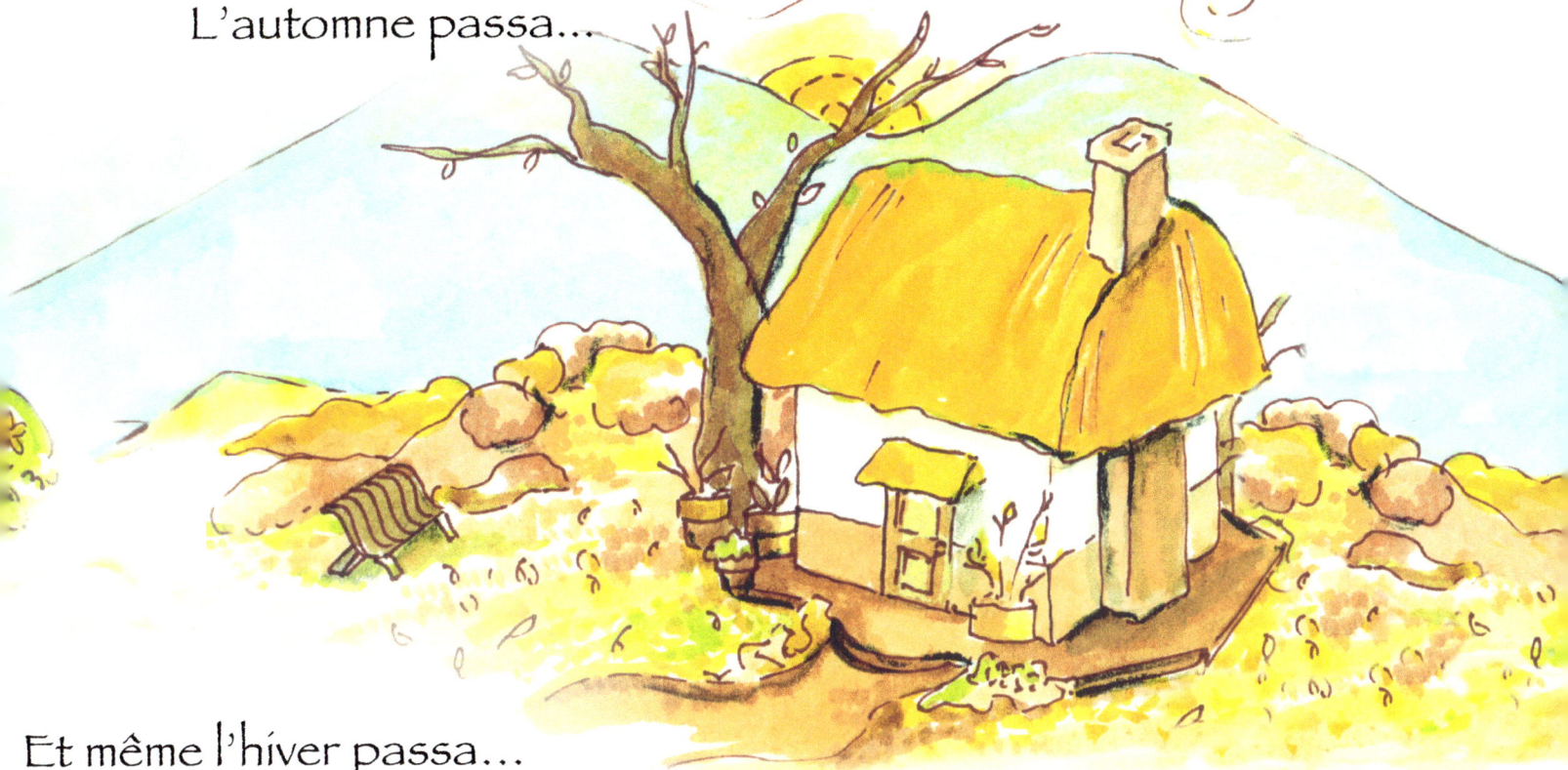

Et même l'hiver passa…

Mais Comet et Pally n'étaient pas encore devenus parents.

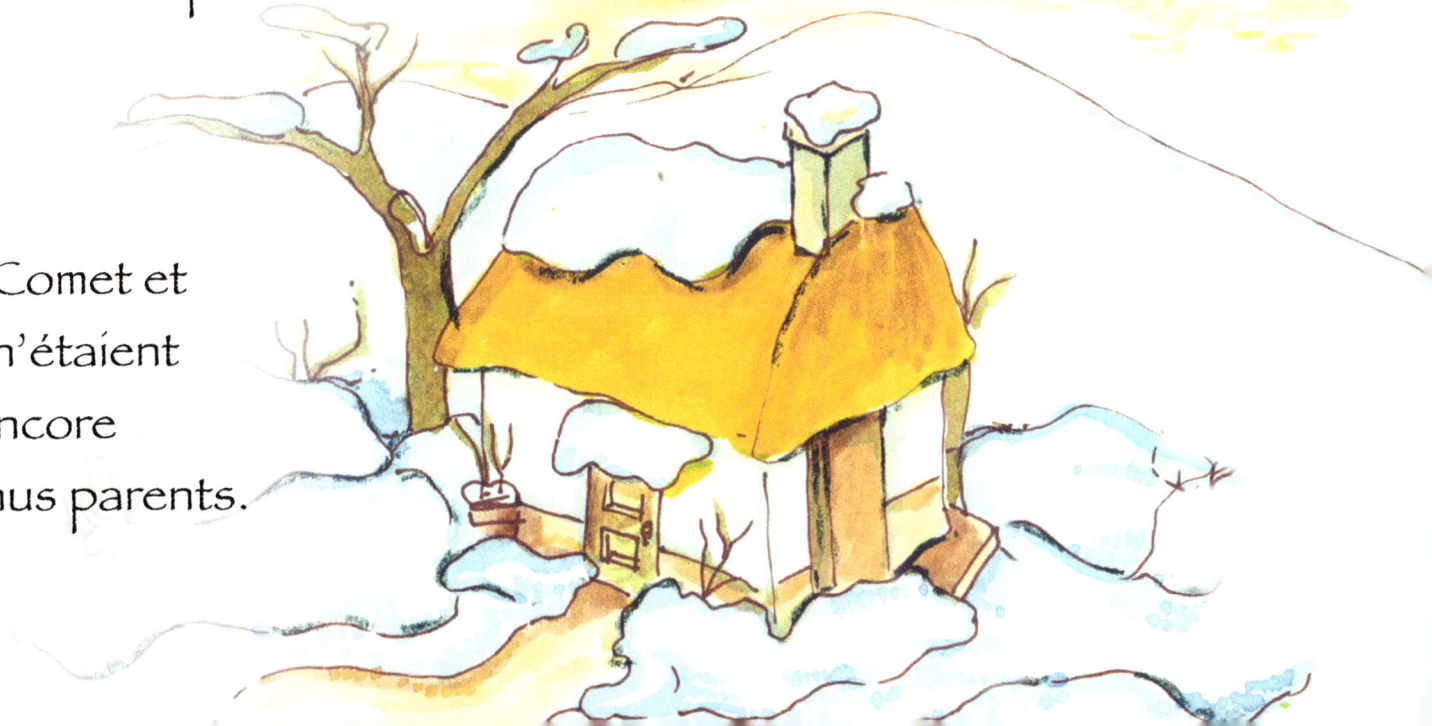

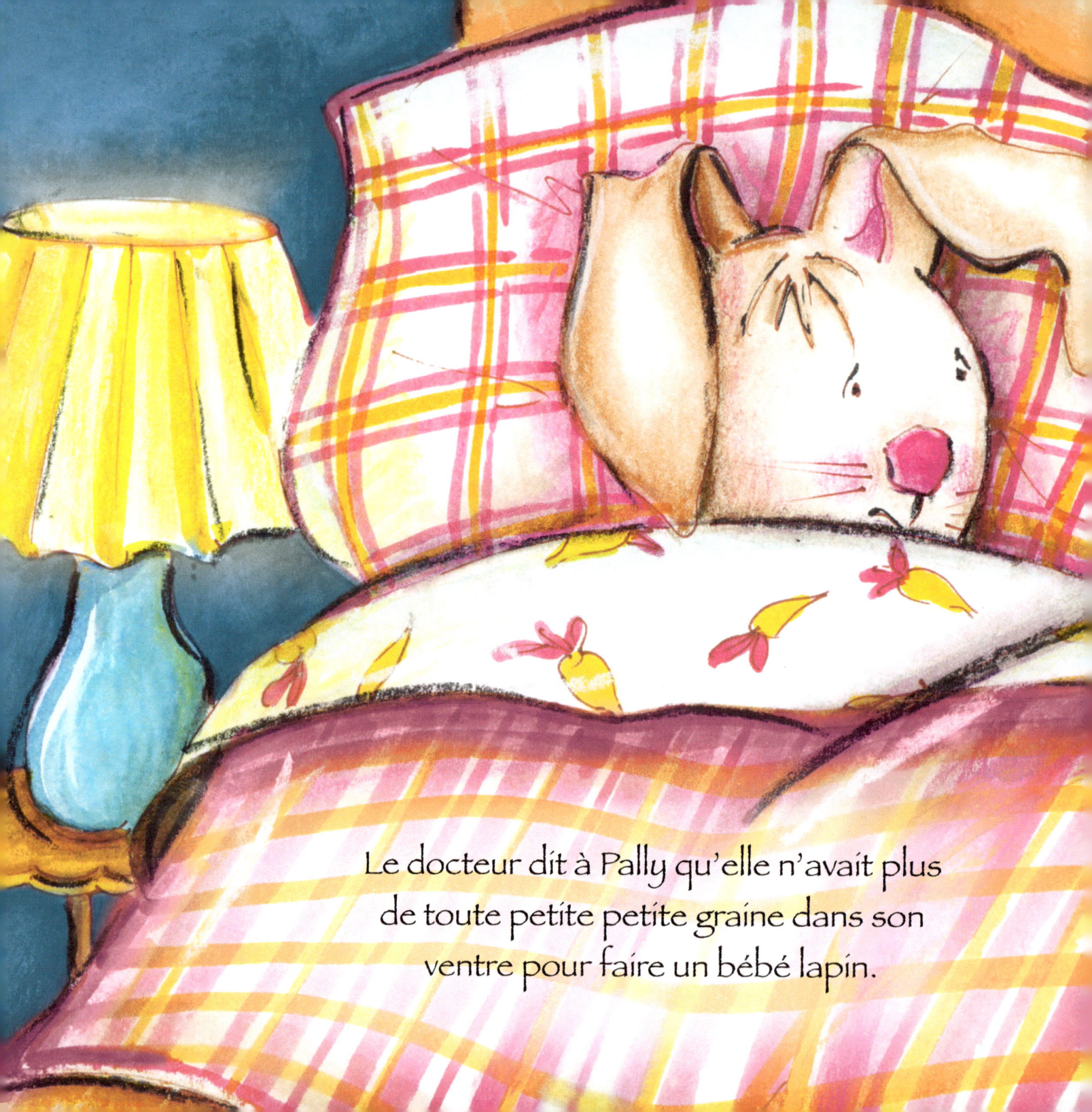

Le docteur dit à Pally qu'elle n'avait plus
de toute petite petite graine dans son
ventre pour faire un bébé lapin.

Elle se sentit très triste.

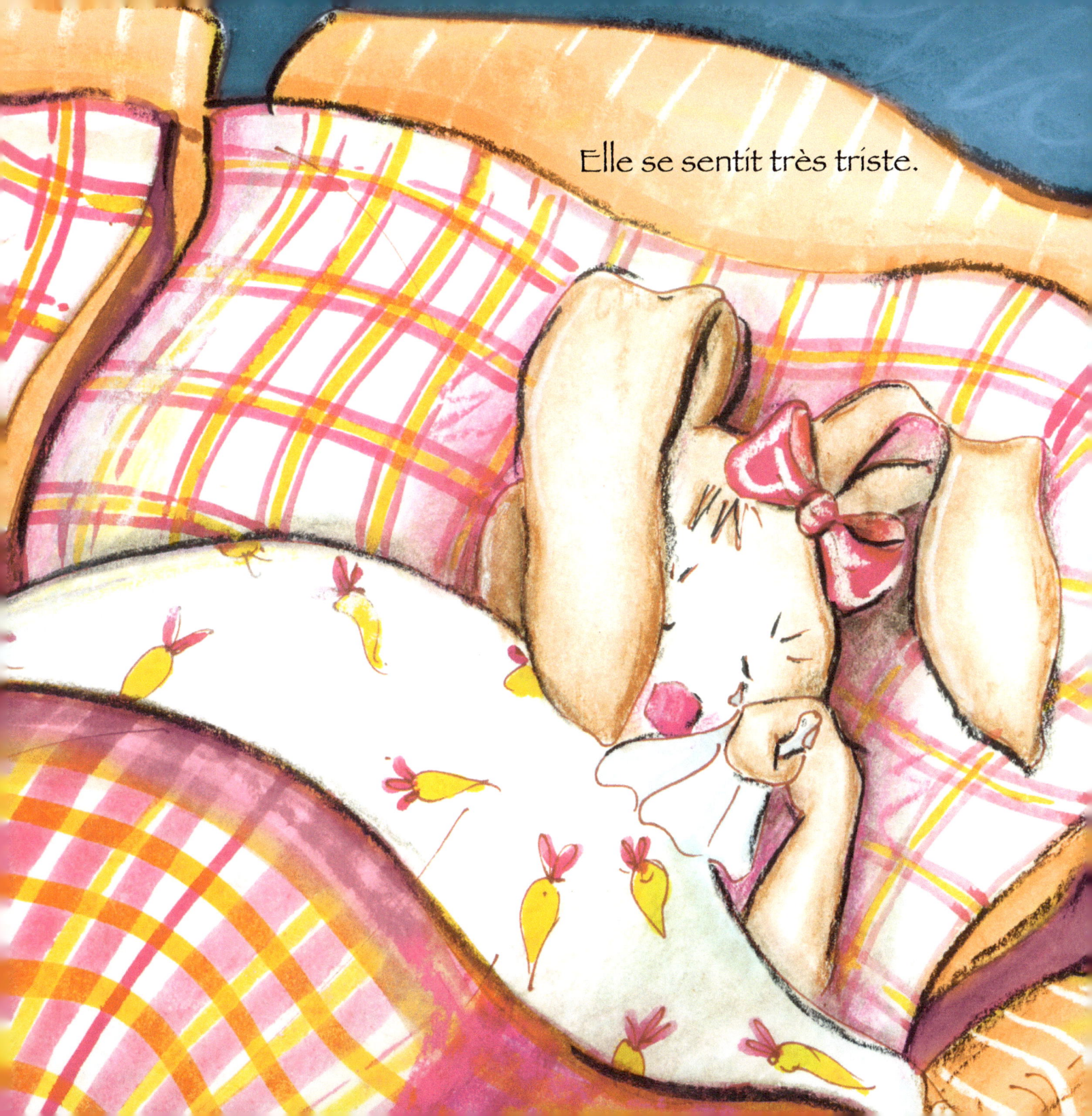

Un beau jour très ensoleillé, une dame lapin frappa à la porte. Ils ne l'avaient jamais vue auparavant.

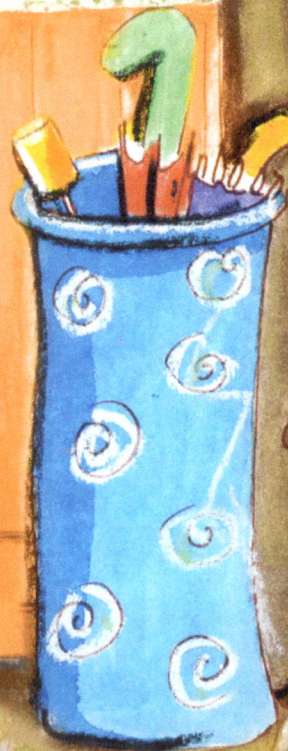

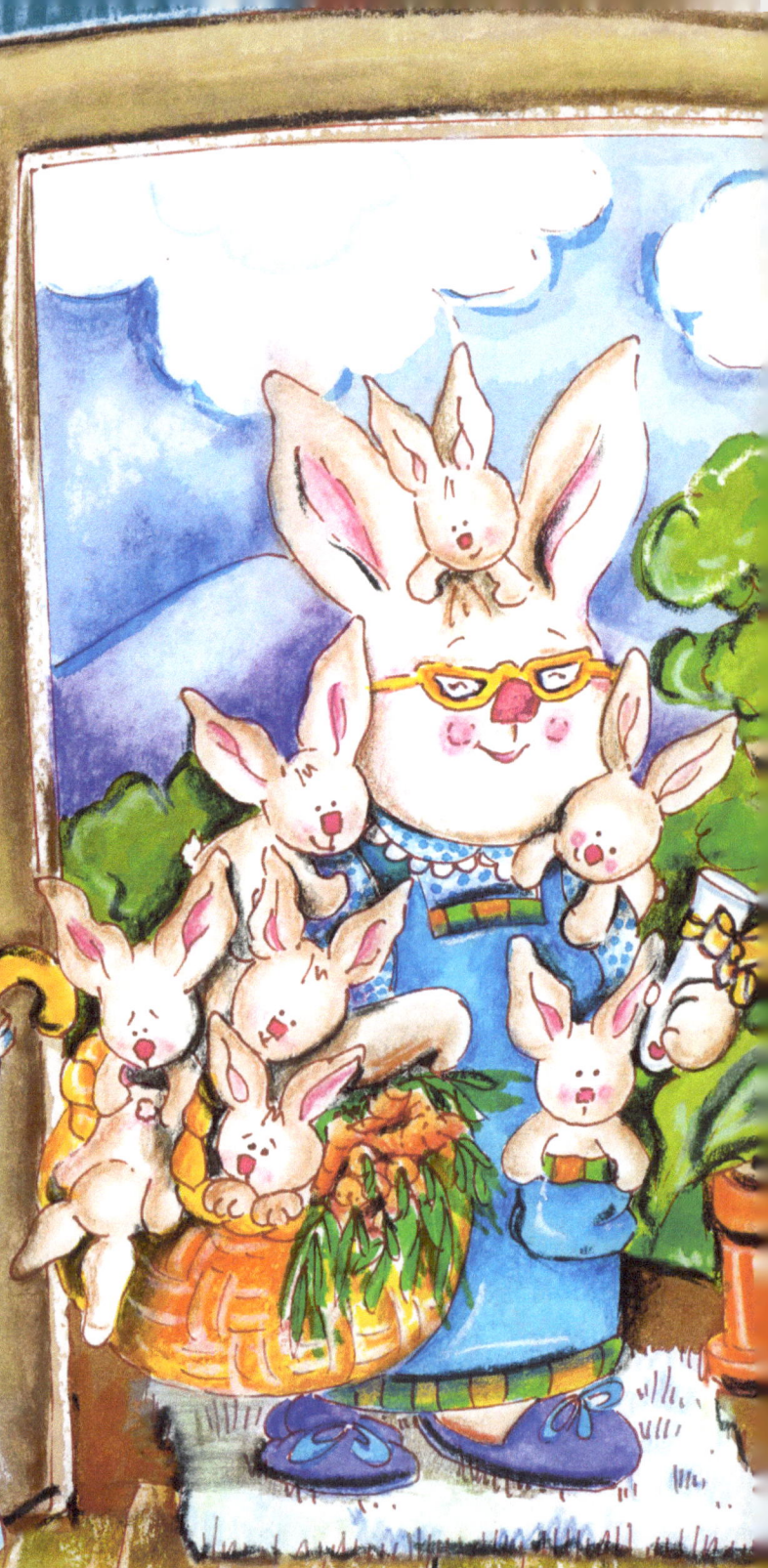

"Bonjour Pally, ceci est un cadeau de vie pour toi.

Je possède plein de toutes petites petites graines dans mon ventre et je veux t'en donner une.

Ceci est l'autre moitié dont tu as besoin pour avoir ton bébé lapin," lui dit-elle.

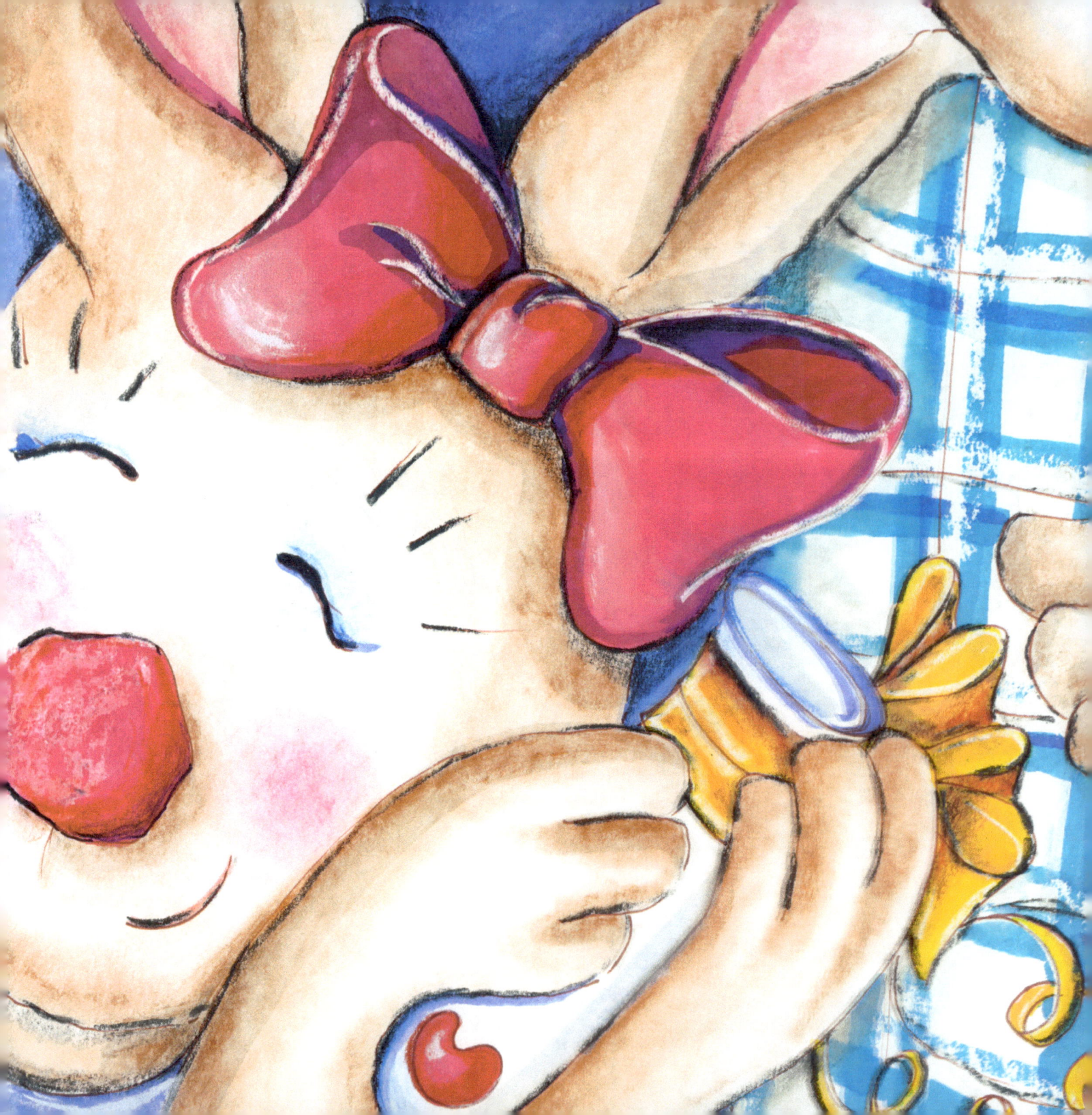

Pally pris grand soin de
son petit petit cadeau de
vie, car elle en avait besoin
pour avoir son bébé lapin.

Puis Comet dit, "Regarde
Pally, j'ai ici ma toute petite petite
graine dont nous avons besoin.
Ces deux graines n'en font plus
qu'une une fois mises ensemble,
comme le biscuit, tu te rappelles ? "

"Maintenant mettons
ensemble ma toute
petite petite graine et ta
toute petite petite graine
cadeau de vie dans ton
ventre pour que notre
bébé lapin puisse grandir"
dit Comet.

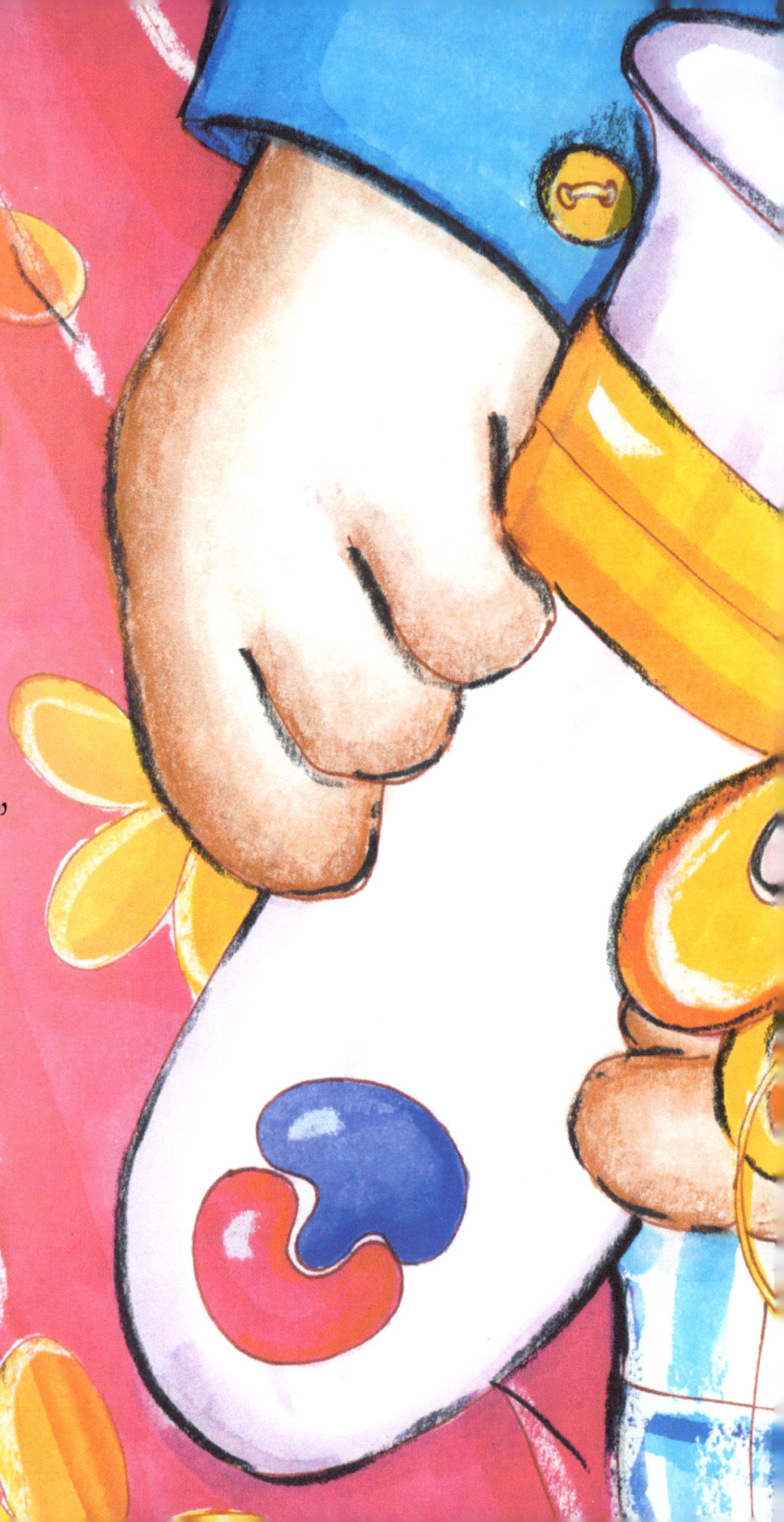

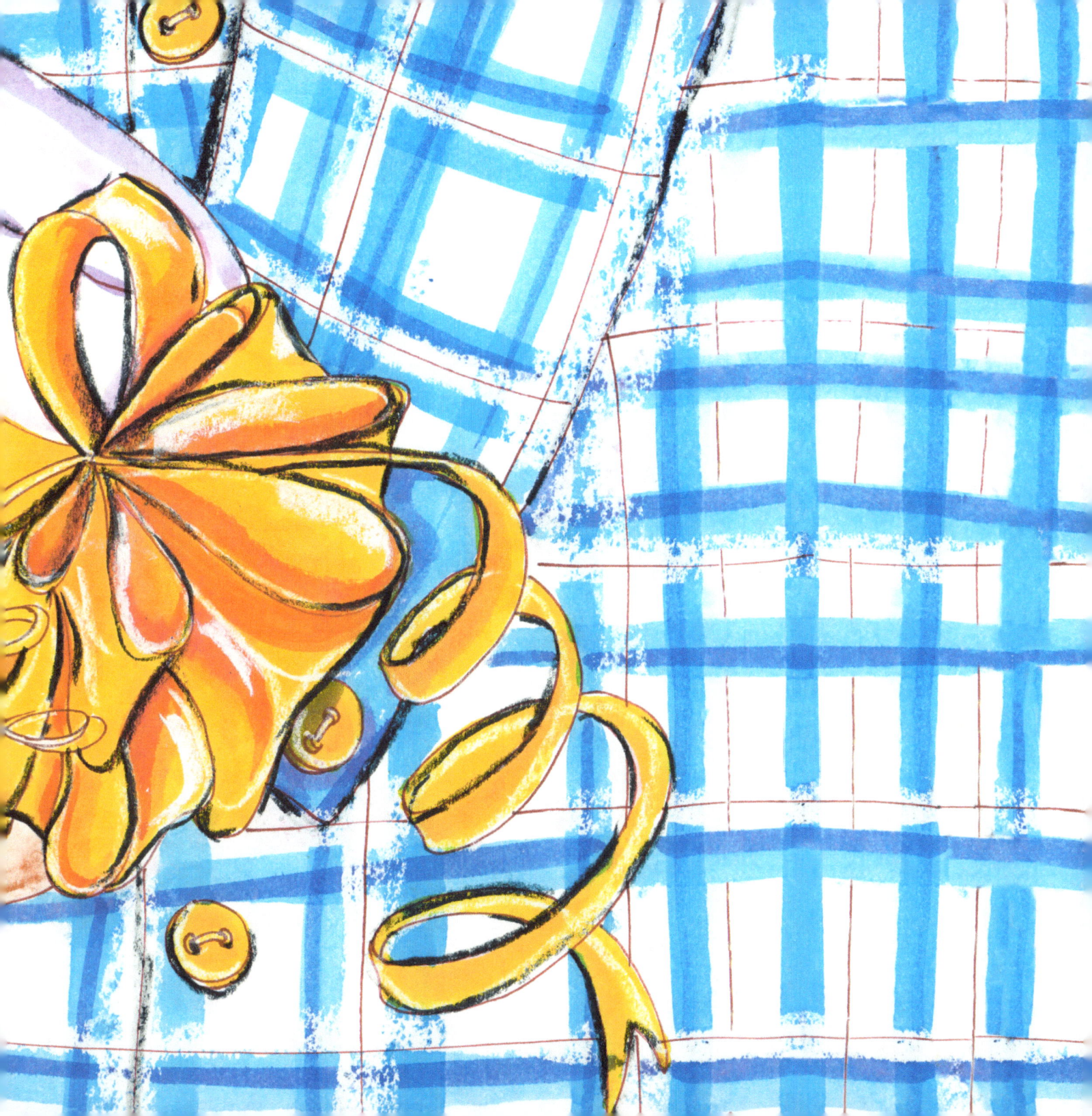

Bientôt le ventre
de Pally commença
à grandir et à
grandir et à grandir.

Comet veillait
constamment sur elle.

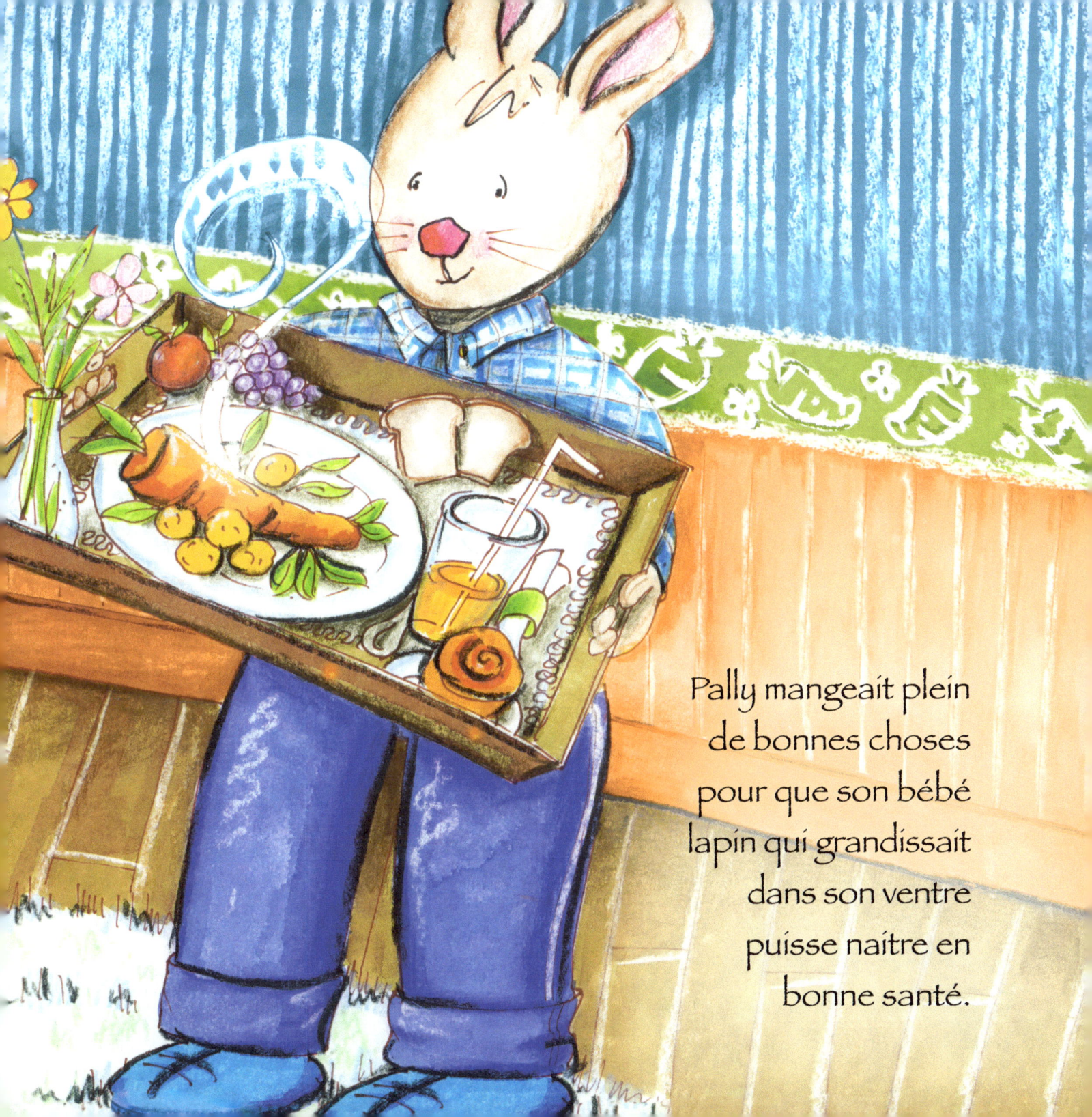

Pally mangeait plein
de bonnes choses
pour que son bébé
lapin qui grandissait
dans son ventre
puisse naître en
bonne santé.

Ils ont commencé à préparer la chambre de leur bébé lapin.
C'était la plus belle chambre pleine d'amour
que vous n'ayez jamais vu.

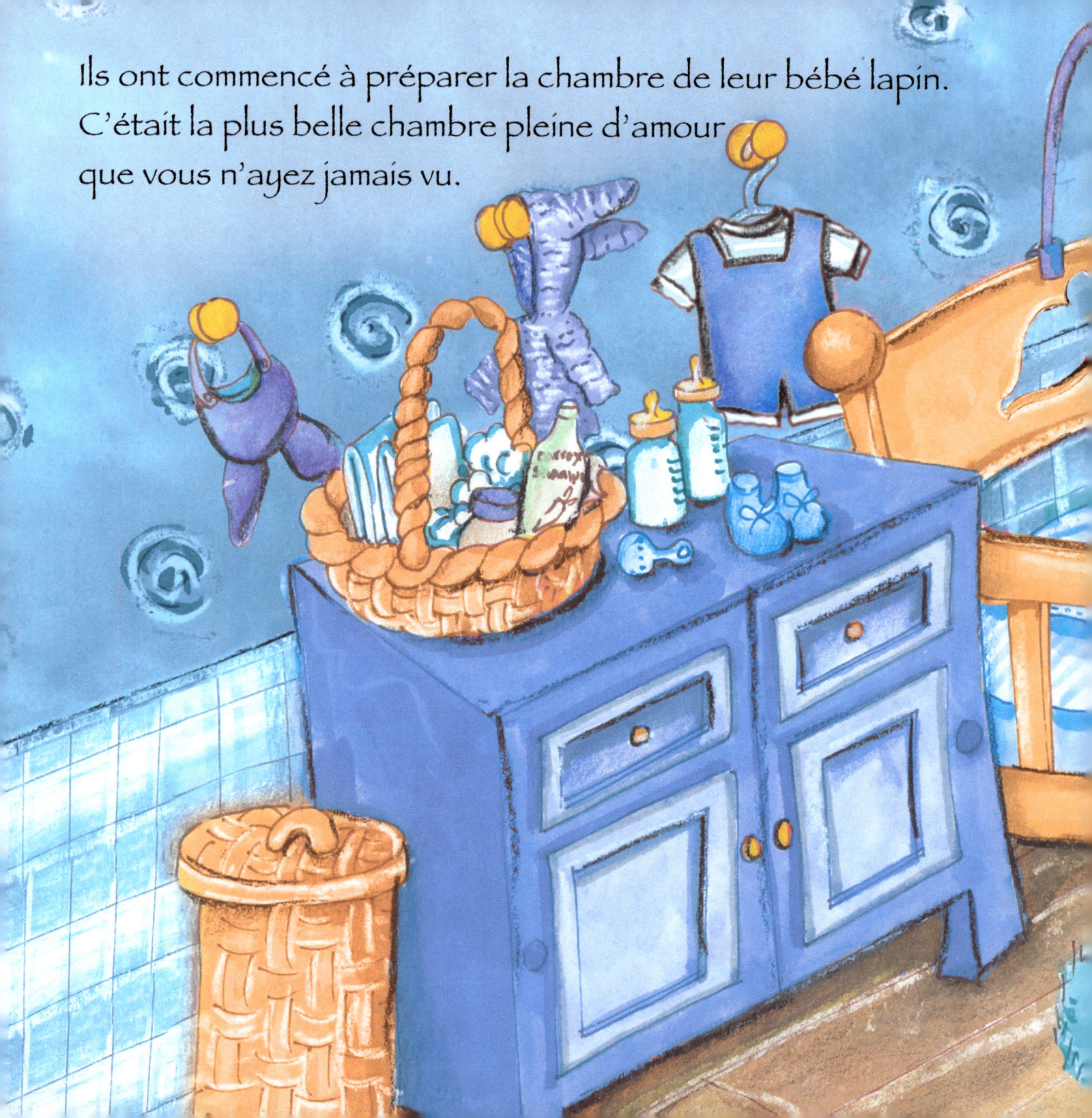

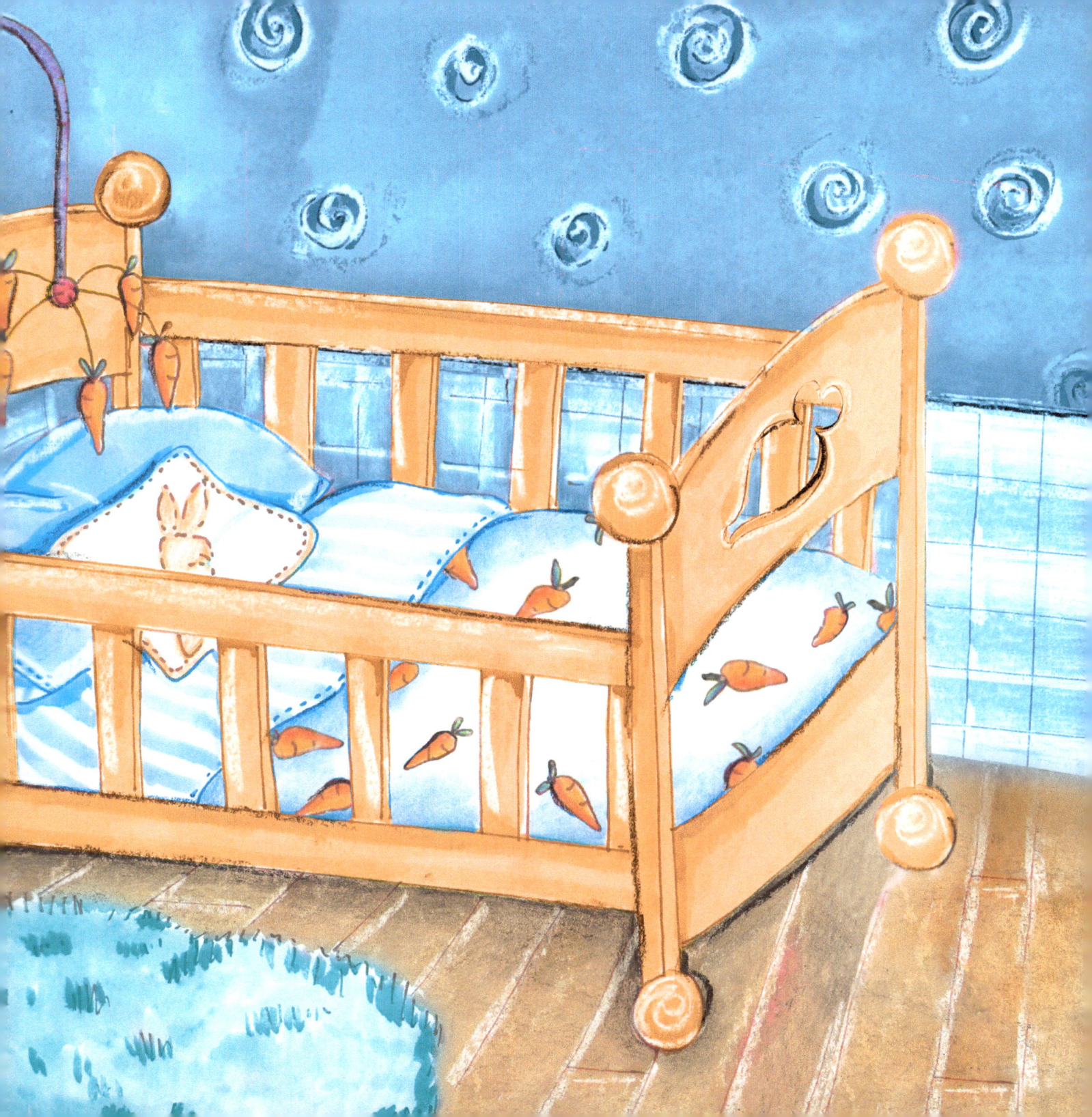

Finalement, Pally et Comet
devinrent parents!

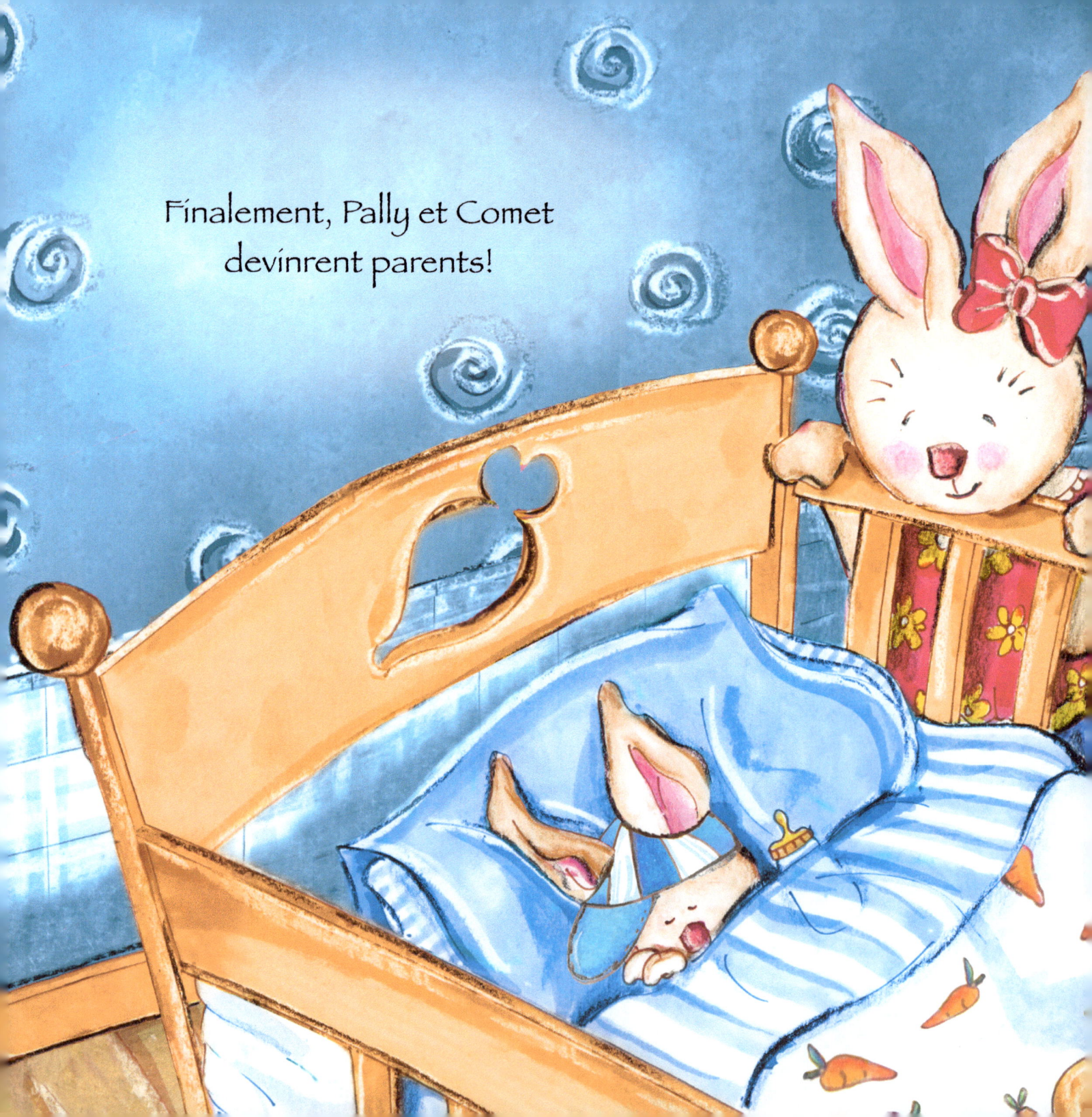

A bébé lapin este né, il était un beau garçon lapin et ils l'appelaient **Ranvy**.

Ranvy grandit...
et grandit ...
et grandit ...

Et ils vécurent très
heureux pour toujours
en famille.

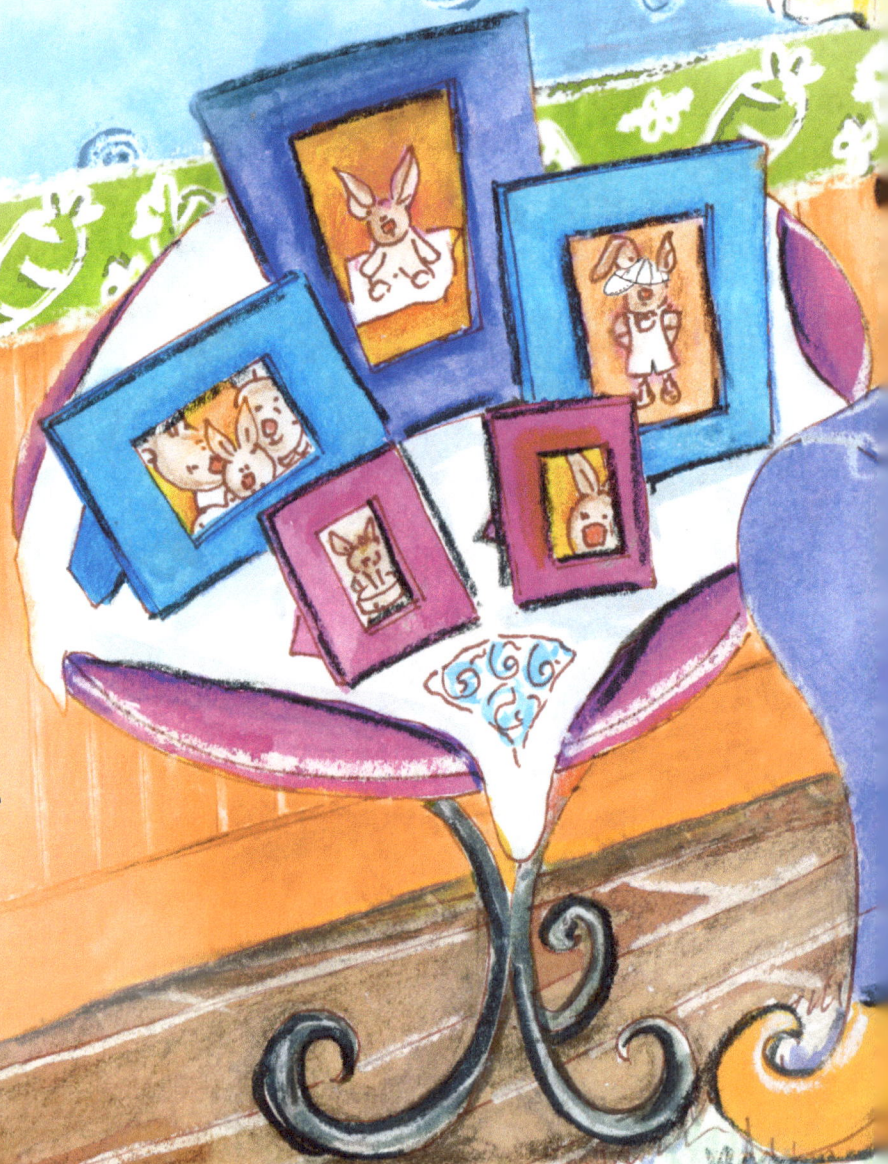

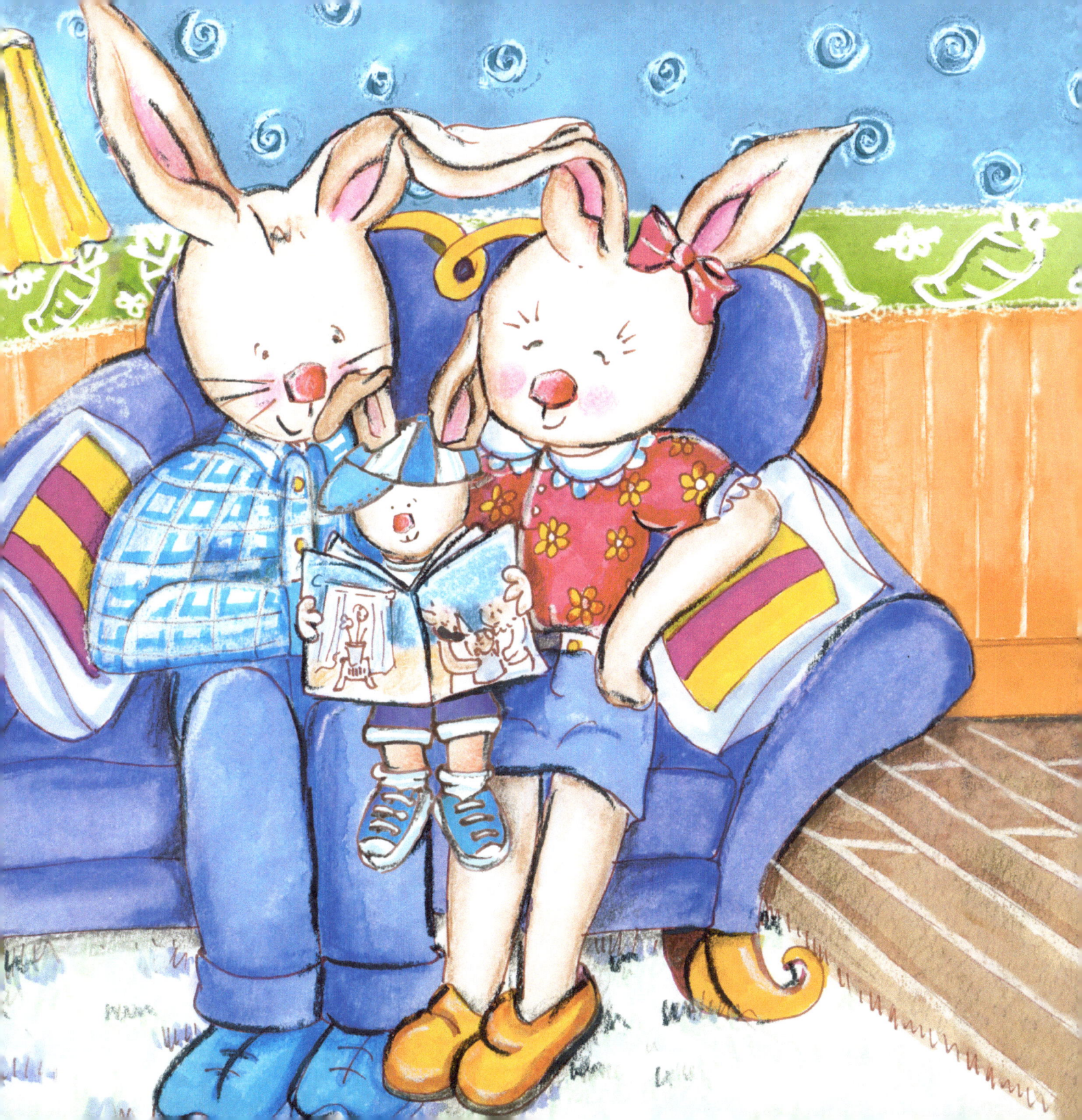

Carmen Martínez Jover

Est artiste et écrivaine. Elle est l'auteure du livre «Je veux avoir un enfant, a tout prix!» une biographie sur 20 ans d'infertilité aboutissant sur une adoption.

Rosemary Martínez Jover

Est une designer et
une artiste, qui a travaillé avec
sa sœur pour rendre possible
ce projet-rêve.

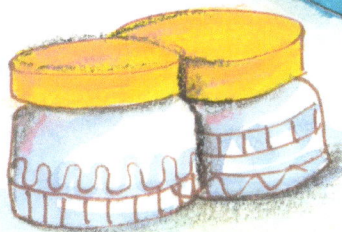

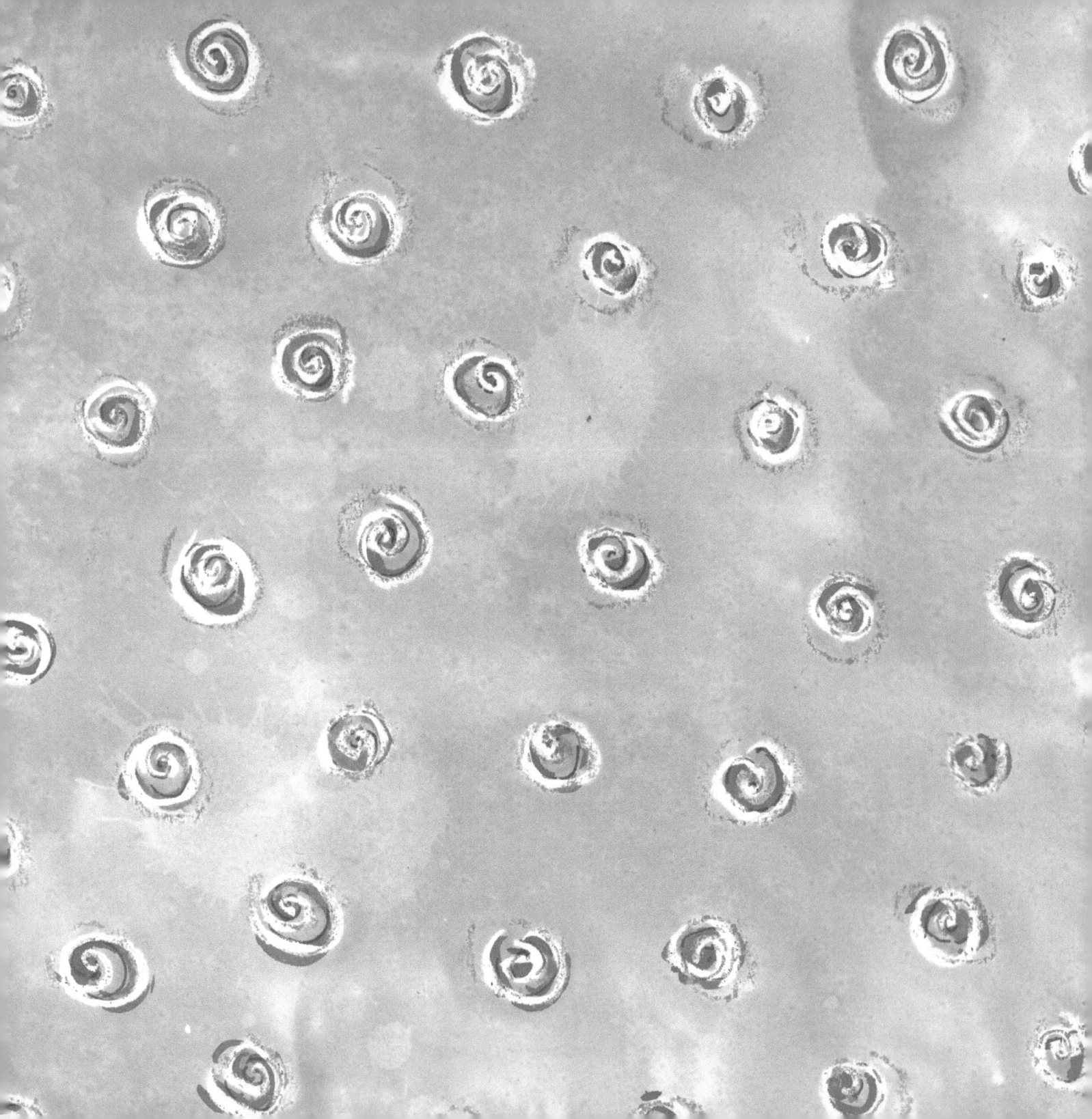

Autres livres par:
Carmen & Rosemary Martínez Jover

Disponible sur:
www.amazon.com & www.carmenmartinezjover.com

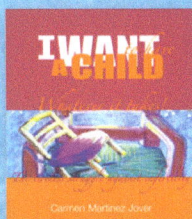

Je veux avoir
un enfant!

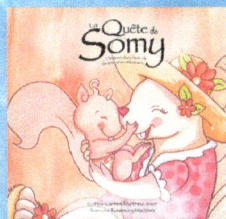

La Quête de Somy

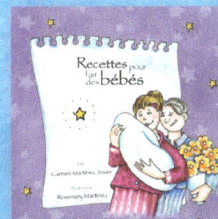

Recettes pour savior
comment sont faits les bébés

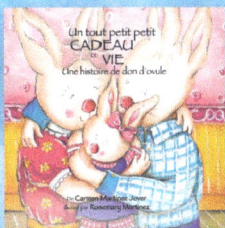

Un tout petit petit
Cadeau de Vie: filles*

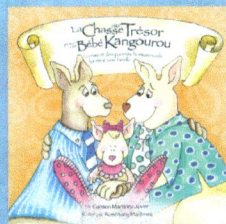

La chasse au trésor pour
un bébé kangourou

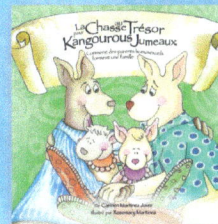

La chasse au trésor
pour kangourous jumeaux

* Disponible sur:
English, Español, Français, Italiano,
Português, Svenska, Türkiye, Česky, Русский & Nederlands

www.ingramcontent.com/pod-product-compliance
Lightning Source LLC
Chambersburg PA
CBHW060820270326
41930CB00003B/106

* 9 7 8 6 0 7 2 9 0 6 2 2 8 *